Spiegazione della Disautonomia

Dai Sintomi alla Gestione

(Cose Che Devi Sapere)

Isabella White

Copyright © 2024 di Isabella White.

Informazioni sul Libro

Spiegazione della Disautonomia fornisce una guida completa per la gestione delle complessità della disautonomia, coprendo i sintomi e le strategie di gestione efficaci.

Il libro inizia introducendo la Disautonomia e spiegandone la definizione e le diverse tipologie. Discute i sintomi di questa condizione in dettaglio, fornendo descrizioni e casi di studio per una migliore comprensione. Inoltre, il libro esplora le cause e i fattori di rischio della disautonomia, rivelando fattori scatenanti e genetici noti.

Una parte significativa del libro è dedicata alla diagnosi della disautonomia, descrivendo in dettaglio i criteri, i test e le procedure utilizzate e come interpretare i risultati. Il libro fornisce anche una rappresentazione realistica di cosa vuol dire vivere con la disautonomia, comprese storie personali e consigli su come orientarsi nella vita sociale e professionale.

Il libro **Spiegazione della Disautonomia: Dai Sintomi alla Gestione** fornisce indicazioni utili sulla gestione e il trattamento della condizione. Copre i trattamenti attuali, le modifiche dello stile di vita e le strategie di coping, offrendo consigli pratici per i pazienti e le loro famiglie.

Il libro si conclude con uno sguardo al futuro della disautonomia, discutendo la ricerca in corso, i potenziali trattamenti futuri e fornendo risorse e supporto per le persone colpite dalla condizione.

Il libro di Isabella White è una lettura obbligata per chiunque sia affetto da disautonomia. La sua competenza e il suo approccio compassionevole offrono spunti preziosi per i pazienti e gli operatori sanitari che cercano di comprendere e trattare meglio questa condizione. Non perdere l'opportunità di comprendere e gestire meglio la disautonomia con questa tabella di marcia.

Circa L'autore

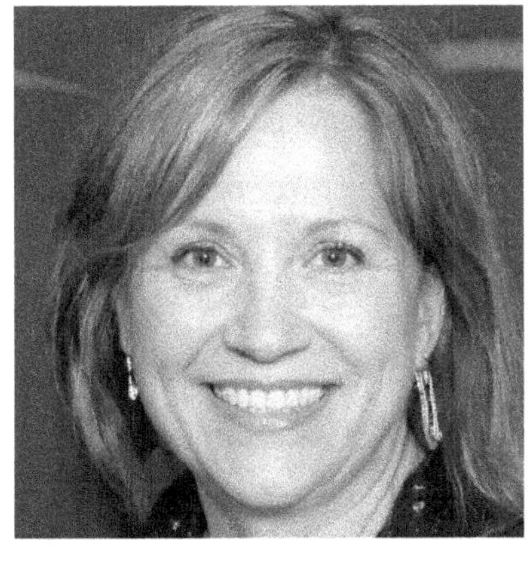 **Isabella White** porta profonda competenza e compassione nell'illuminare le sfide della salute attraverso la sua scrittura. In qualità di professionista della medicina integrativa, fonde le conoscenze mediche convenzionali con approcci olistici basati sull'evidenza.

La Dott. ssa White ha conseguito la laurea in medicina e un master in medicina tradizionale cinese presso l'Università di Washington. Ha oltre 15 anni di esperienza clinica, consentendo ai pazienti di ottimizzare la propria salute e il proprio benessere.

In qualità di scrittore esperto di salute, il Dr. White è rinomato per aver distillato concetti medici complessi in un linguaggio accessibile e coinvolgente. Ha pubblicato articoli sulle tecniche integrative in riviste e libri di medicina.

Con oltre un decennio immerso nella ricerca e nell'istruzione, il Dr. White offre ai lettori approfondimenti scientificamente rigorosi ma allo stesso tempo umanistici. La sua esperienza clinica e il suo apprezzamento per il punto di vista dei pazienti fanno sì che i suoi scritti raggiungano un pubblico diversificato.

Il Dr. White mira a fornire ai lettori gli strumenti necessari per garantire cure e risultati ottimali spiegando argomenti relativi alla salute con saggezza, empatia e sensibilità. Porta chiarezza, rassicurazione e speranza fondate sulla scienza e sulla compassione.

Contenuti

INTRODUZIONE

La disautonomia, un termine che potrebbe non essere familiare a molti, è una condizione complessa che colpisce il sistema nervoso autonomo (ANS). L'ANS gestisce le funzioni involontarie del corpo, come la frequenza cardiaca, la pressione sanguigna, la digestione e la regolazione della temperatura. Quando si verifica la disautonomia, questi processi automatici possono diventare irregolari e imprevedibili, portando a molti sintomi che possono avere un impatto significativo sulla qualità della vita.

Immagina di svegliarti ogni giorno incerto su come il tuo corpo risponderà ai compiti più semplici. Per gli individui con disautonomia, questa è una realtà quotidiana. La condizione può manifestarsi in varie forme, da lievi a gravi, e non discrimina. Colpisce oltre 70 milioni di persone in tutto il mondo. Può essere presente fin dalla nascita o svilupparsi in qualsiasi fase della vita, spesso tra i 50 e i 60 anni.

I sintomi della disautonomia sono tanto diversi quanto le funzioni corporee che interrompe. I pazienti possono manifestare problemi di equilibrio, svenimenti, soprattutto quando si alzano in piedi, nausea, "nebbia cerebrale", battito cardiaco rapido o lento, dimensioni anormali della pupilla, cambiamenti gastrointestinali, affaticamento, disfunzione sessuale, fastidio al torace, problemi urinari, mancanza di respiro e sonno. disturbi. Questi sintomi possono essere transitori o persistenti, lievi o debilitanti, rendendo la diagnosi e il trattamento difficili per i pazienti e gli operatori sanitari.

Mentre esploriamo le complessità della disautonomia, è fondamentale ricordare che non è un disturbo valido per tutti. L'esperienza di ogni persona è unica, così come deve essere unico l'approccio alla gestione e alla cura. Questo libro mira a far luce sugli angoli oscuri della disautonomia, offrendo informazioni sui suoi sintomi, sulle potenziali cause e sulle ultime ricerche sulle strategie di gestione efficaci.

Scopo del Libro

Intraprendendo un viaggio attraverso le pagine di "**Spiegazione della Disautonomia: Dai Sintomi alla Gestione,**" miriamo a illuminare il percorso per coloro che sono alle prese con questa condizione sfuggente. Questo libro non è semplicemente una raccolta di fatti medici; è un faro di comprensione per i pazienti che spesso si sentono alla deriva nel vasto mare dei loro sintomi, per i medici che cercano di fornire cure migliori e per gli operatori sanitari che cercano empatia e sostegno.

La disautonomia è un camaleonte di disturbi, i cui sintomi si rispecchiano e si mascherano da altre condizioni, portando spesso a diagnosi errate o a trattamenti ritardati. Questo libro mira ad abbreviare il percorso verso una diagnosi accurata e una gestione efficace fornendo ai lettori le ultime ricerche, storie personali e strategie pratiche.

Riconoscere il profondo impatto che la disautonomia ha sulla vita quotidiana, influenzando non solo la salute fisica ma il benessere emotivo e sociale. Pertanto, i nostri contenuti sono realizzati per toccare il cuore tanto quanto informare la mente. Approfondiamo il lato umano della disautonomia, condividendo esperienze di vita reale che convalidano le lotte e i trionfi delle persone colpite.

Spiegazione della Disautonomia è un compagno sulla strada meno battuta, offrendo guida, speranza e una comprensione più profonda delle complessità del sistema nervoso autonomo. Mentre giriamo ogni pagina, ci avviciniamo a un mondo in cui la disautonomia non è una diagnosi oscura ma una realtà gestibile.

Ogni capitolo è curato per fornire chiarezza e conforto, garantendo che nessuno percorra questo percorso da solo. Benvenuti in un libro che spiega, empatizza, educa ed eleva la conversazione sulla disautonomia. Benvenuti in un nuovo capitolo nel settore sanitario, dove la comprensione porta all'empowerment e la gestione apre la strada a un futuro migliore.

Mentre intraprendiamo questo viaggio insieme, ricorda che la conoscenza è potere. Comprendendo la disautonomia, possiamo iniziare a demistificare la condizione, promuovere l'empatia e fornire speranza alle persone colpite.

Capitolo 1

CHE COS'È LA DISAUTONOMIA?

Definizione e Panoramica

Disautonomia è un termine generico che descrive una serie di condizioni che colpiscono il sistema nervoso autonomo (ANS). L'ANS è responsabile del controllo delle funzioni involontarie del corpo, come la frequenza cardiaca, la pressione sanguigna, la digestione e la regolazione della temperatura. Quando il sistema nervoso autonomo non funziona correttamente, questi processi automatici vengono interrotti, causando una varietà di sintomi che possono variare in intensità e durata.

Il sistema nervoso autonomo opera ampiamente al di sotto del livello della nostra consapevolezza cosciente, gestendo silenziosamente ed efficientemente la miriade di compiti che mantengono i nostri corpi in equilibrio. È una rete complessa che collega mente e corpo, garantendo il mantenimento dell'armonia interna indipendentemente dalle circostanze esterne. Tuttavia, quando la disautonomia colpisce, questa armonia viene interrotta e le operazioni del corpo, un tempo ininterrotte, diventano una cacofonia di reazioni imprevedibili.

La disautonomia può essere congenita, cioè presente fin dalla nascita, o acquisita più tardi nella vita, con sintomi che emergono tipicamente tra i 50 ei 60 anni. Non è rara; colpisce oltre 70 milioni di persone in tutto il mondo, attraversando tutti i dati demografici. Nonostante la sua prevalenza, la disautonomia rimane una condizione difficile da diagnosticare e gestire a causa della sua vasta gamma di sintomi e della sua capacità di imitare altri disturbi.

I sintomi della disautonomia sono diversi e possono includere problemi di equilibrio, svenimenti, nausea, "nebbia cerebrale", battito cardiaco rapido o lento, dimensioni anormali della pupilla, cambiamenti gastrointestinali, affaticamento, disfunzione sessuale, fastidio al torace, problemi urinari, mancanza di respiro e disturbi del sonno. Questi sintomi possono essere transitori o persistenti, lievi o debilitanti, rendendo la diagnosi e il trattamento difficili per i pazienti e gli operatori sanitari.

Comprendere la disautonomia non significa solo riconoscere i sintomi; si tratta di comprendere il suo impatto sulla vita di un individuo. Si tratta di entrare in empatia con le lotte quotidiane e l'imprevedibilità che derivano da questa condizione. Questo libro mira a fornire una panoramica completa della disautonomia, offrendo approfondimenti sulla sua definizione, sui vari tipi e sulle ultime ricerche sulle strategie di gestione efficaci.

Tipi di Disautonomia

La disautonomia è una condizione complessa con varie manifestazioni, ognuna con le sue sfide e sintomi. Comprendere i tipi di disautonomia è fondamentale per una corretta diagnosi e gestione. Qui esploreremo le forme comuni di disautonomia, fornendo uno sguardo sulla diversità di questo disturbo.

- **Ipotensione ortostatica (OH):** Questo tipo di disautonomia è caratterizzato da una bassa pressione sanguigna in posizione eretta, che porta a sintomi come vertigini, stordimento e svenimento. È un problema comune, soprattutto negli anziani o in coloro che devono restare a letto per periodi prolungati.

- **Sindrome da tachicardia posturale ortostatica (POTS):** La POTS provoca un aumento della frequenza cardiaca e un'intolleranza ortostatica, sintomi che si verificano quando ci si alza da una posizione reclinata. Ciò può portare a vertigini o svenimenti. Si stima che colpisca almeno 500.000 persone solo negli Stati Uniti.

- **Sincope vasovagale (VVS):** La VVS comporta episodi di svenimento in risposta a determinati fattori scatenanti, come lo stress o la paura. È una forma relativamente comune di disautonomia, con un'incidenza stimata nel corso della vita del 35%.

- **Disautonomia familiare (FD):** La FD è una malattia genetica presente fin dalla nascita, che colpisce funzioni corporee come la respirazione, la pressione sanguigna e la regolazione della temperatura. È una condizione rara ma può avere gravi implicazioni se non gestita correttamente.

- **Atrofia multisistemica (MSA):** La MSA è una malattia neurodegenerativa che colpisce più sistemi corporei, compreso il sistema nervoso autonomo. Può portare a sintomi simili al morbo di Parkinson, insieme a disfunzione autonomica.

- **Tachicardia sinusale inappropriata (IST):** L'IST è caratterizzata da una frequenza cardiaca a riposo anormalmente veloce. Di conseguenza i pazienti possono avvertire palpitazioni, affaticamento e vertigini.

- **Ganglionopatia Autonomica Autoimmune (AAG):** L'AAG è una malattia autoimmune in cui il sistema immunitario autoimmune in cui il sistema immunitario attacca i gangli autonomici, portando a una diffusa disfunzione autonomica.

- **Insuccesso del baroriflesso:** Questa condizione comporta il fallimento del baroriflesso, che aiuta a regolare la pressione sanguigna. I pazienti possono manifestare gravi fluttuazioni della pressione sanguigna.

- **Neuropatia diabetica autonomica:** Una complicazione del diabete, questa forma di disautonomia colpisce i nervi che controllano le funzioni autonome, portando a vari sintomi come problemi gastrointestinali e problemi cardiovascolari.

- **Sindrome da ipoventilazione centrale congenita (CCHS):** La CCHS è una condizione rara presente fin dalla nascita in cui il controllo automatico della respirazione è compromesso, soprattutto durante il sonno.

Questi sono esempi dei tipi di disautonomia. Ciascun tipo presenta una propria serie di sintomi e sfide, sottolineando la necessità di cure personalizzate e strategie di gestione. Mentre continuiamo a esplorare la disautonomia, è importante ricordare che, sebbene i sintomi possano essere invisibili, l'impatto sulla vita dei pazienti è molto reale.

Prevalenza e dati Demografici

La disautonomia, un disturbo che colpisce il sistema nervoso autonomo, è più comune di quanto molti credano. Si stima che la disautonomia colpisca oltre 70 milioni di persone in tutto il mondo, rendendola un grave problema di salute. Tuttavia, la prevalenza può variare ampiamente a seconda del tipo specifico di disautonomia e della popolazione studiata.

Ad esempio, si ritiene che la sindrome da tachicardia posturale ortostatica (POTS), una delle forme più comuni di disautonomia, colpisca almeno 500.000 individui solo negli Stati Uniti. D'altra parte, condizioni come la disautonomia familiare sono molto più rare, con dati demografici specifici, come quelli di discendenza ebraica ashkenazita, che sono più comunemente colpiti.

I dati demografici della disautonomia rivelano anche che alcune forme della condizione, come l'ipotensione ortostatica (OH), sono più diffuse nelle persone anziane. Le stime suggeriscono che circa il

20% degli over 65 potrebbe esserne affetto. Ciò evidenzia l'importanza della consapevolezza e dello screening dei sintomi di disautonomia nelle popolazioni anziane.

La disautonomia non discrimina per età o sesso; tuttavia, alcuni studi suggeriscono un'incidenza maggiore nelle donne, in particolare nel caso della POTS. Le ragioni di questa disparità di genere non sono completamente comprese ma potrebbero essere correlate a differenze ormonali o errori di segnalazione.

L'impatto della disautonomia sui dati demografici si vede anche nella sua associazione con altre condizioni. Ad esempio, la disautonomia può verificarsi come condizione secondaria nei pazienti con sindrome di Guillain-Barré, dove fino al 38% dei pazienti può manifestare sintomi di disfunzione autonomica. Questa associazione sottolinea la complessità della disautonomia e la necessità di cure complete che affrontino la condizione primaria e i suoi potenziali effetti secondari.

Comprendere la prevalenza e i dati demografici della disautonomia è fondamentale per gli operatori sanitari, i pazienti e gli operatori sanitari. Fornisce informazioni su migliori pratiche di screening, aiuta a sviluppare trattamenti mirati e favorisce una comprensione più profonda dell'impatto della condizione su varie popolazioni. Mentre continuiamo a esplorare la disautonomia, questa conoscenza costituisce la base per costruire strategie di gestione efficaci e migliorare la qualità della vita delle persone colpite.

Capitolo 2

SINTOMI DI DISAUTONOMIA

Sintomi Comuni

La disautonomia, un disturbo del sistema nervoso autonomo, si manifesta attraverso uno spettro di sintomi che possono colpire praticamente qualsiasi parte del corpo. Questi sintomi spesso variano in gravità e possono essere innescati da attività apparentemente benigne come alzarsi in piedi o mangiare. Qui discuteremo i sintomi comuni che possono manifestare gli individui con disautonomia.

- **Intolleranza ortostatica:** L'intolleranza ortostatica è un segno distintivo della disautonomia, che include vertigini, stordimento o svenimento quando ci si alza in piedi. Si verifica a causa di un malfunzionamento nella capacità del corpo di regolare la pressione sanguigna e la frequenza cardiaca in risposta ai cambiamenti di postura.

- **Disturbi gastrointestinali:** Molte persone con disautonomia riferiscono problemi gastrointestinali come nausea, perdita di appetito, gonfiore, diarrea, stitichezza e difficoltà a deglutire. Questi sintomi derivano dalla ridotta capacità del sistema nervoso autonomo di gestire i processi digestivi.

- **Irregolarità cardiovascolari:** La disautonomia colpisce in modo significativo il cuore, portando a sintomi come battito cardiaco accelerato (tachicardia), battito cardiaco lento (bradicardia), palpitazioni e dolore toracico. Questi sintomi possono essere particolarmente dolorosi e spesso spingono le persone a rivolgersi al medico.

- **Disregolazione della temperatura:** Gli individui possono sperimentare fluttuazioni della temperatura corporea, sudorazione eccessiva o incapacità di sudare. Questi sintomi riflettono il ruolo del SNA nella termoregolazione e la sua disfunzione nella disautonomia.

- **Problemi urinari:** La disautonomia può influenzare la funzione della vescica, portando a incontinenza urinaria o difficoltà a svuotare la vescica. Per alcuni, questo può essere uno dei sintomi socialmente più limitanti.

- **Disfunzione sessuale:** Sia gli uomini che le donne con disautonomia possono sperimentare disfunzioni sessuali, che possono includere difficoltà di eccitazione, mantenimento dell'erezione o eiaculazione. Questi problemi derivano dal controllo dell'ANS sulle risposte sessuali.

- **Disturbi del sonno:** Difficoltà ad addormentarsi, mantenere il sonno o sentirsi riposati dopo il sonno sono lamentele comuni tra coloro che soffrono di disautonomia. I disturbi del sonno possono esacerbare altri sintomi e influire sulla qualità complessiva della vita.

- **Decadimento cognitivo:** Spesso definito come "nebbia cerebrale", il deterioramento cognitivo nella disautonomia può includere dimenticanza, difficoltà di concentrazione e difficoltà di concentrazione. Questo sintomo può influenzare gli aspetti personali, educativi e professionali della vita.

- **Intolleranza all'esercizio:** Molte persone segnalano un'intolleranza all'esercizio fisico, che può manifestarsi come estrema stanchezza, peggioramento dei sintomi o incapacità di svolgere attività fisiche una volta di routine.

- **Problemi di vista:** Possono verificarsi visione offuscata o difficoltà di messa a fuoco a causa del ruolo del sistema nervoso autonomo nel controllare i muscoli che mettono a fuoco gli occhi e regolano le dimensioni della pupilla.

Questi sintomi possono essere intermittenti o costanti e la loro imprevedibilità può essere fonte di notevole stress per le persone colpite. È importante notare che non tutti gli individui con disautonomia sperimenteranno tutti i sintomi e la gravità può variare ampiamente da persona a persona.

Variazioni dei Sintomi per Tipo

Ogni tipo di disautonomia presenta una serie unica di sintomi, che riflettono i diversi modi in cui il sistema nervoso autonomo (SNA) può funzionare male. Comprendere queste variazioni è fondamentale per personalizzare le strategie di gestione per ciascuna condizione. Esploriamo come i sintomi possono differire tra i vari tipi di disautonomia.

- **Sindrome da tachicardia posturale ortostatica (POTS):** La POTS è nota principalmente per causare intolleranza ortostatica o una diminuzione del flusso sanguigno al cuore quando si sta in piedi. Ciò porta ad un aumento della frequenza cardiaca e sintomi come vertigini o svenimenti.
- **Ipotensione ortostatica (OH):** L'OH comporta un abbassamento della pressione sanguigna in posizione eretta, che spesso provoca vertigini o svenimenti. Vari fattori,

tra cui la disidratazione o condizioni croniche come il diabete, possono causarlo.

- **Sincope vasovagale (VVS):** La VVS provoca svenimenti in risposta a determinati stimoli, come lo stress o la vista del sangue. I sintomi includono improvvisi cali di pressione sanguigna, nausea, vertigini e visione a tunnel.

- **Disautonomia familiare (FD):** La FD è una malattia genetica che causa sintomi come difficoltà respiratorie, problemi di deglutizione e scarsa regolazione della pressione sanguigna e della temperatura corporea.

- **Atrofia multisistemica (MSA):** La MSA porta a sintomi simili al morbo di Parkinson, insieme a disfunzioni autonomiche, come incontinenza urinaria e problemi di pressione sanguigna.

- **Tachicardia sinusale inappropriata (IST):** L'IST è caratterizzata da una frequenza cardiaca a riposo anormalmente veloce, che causa palpitazioni, affaticamento e vertigini.

- **Ganglionopatia Autonomica Autoimmune (AAG):** L'AAG coinvolge il sistema immunitario che attacca i gangli autonomici, portando a una diffusa disfunzione autonomica.

- **Insuccesso del baroriflesso:** Questa condizione provoca gravi fluttuazioni della pressione sanguigna dovute a un guasto del baroriflesso, un sistema che aiuta a regolare la pressione sanguigna.

- **Neuropatia diabetica autonomica:** Essendo una complicazione del diabete, questo colpisce i nervi che controllano le funzioni autonomiche, portando a problemi gastrointestinali e cardiovascolari.

- **Sindrome da ipoventilazione centrale congenita (CCHS):** La CCHS influenza il controllo automatico della respirazione, soprattutto durante il sonno, ed è presente fin dalla nascita.

Riconoscendo le variazioni dei sintomi associati a ciascun tipo di disautonomia, gli operatori sanitari possono diagnosticare e gestire meglio queste condizioni, offrendo ai pazienti un approccio più personalizzato al trattamento e alla cura. Comprendere queste differenze consente inoltre ai pazienti e agli operatori sanitari di sostenere interventi e supporto appropriati.

Casi Studio

Nell'esplorare il mondo sfaccettato della disautonomia, i casi di studio offrono preziose informazioni sulle esperienze vissute delle persone affette da questa condizione. Forniscono una finestra sulle sfide quotidiane, sul percorso diagnostico e sulle strategie di gestione che possono fare la differenza. Qui presentiamo una selezione di casi di studio che evidenziano le diverse manifestazioni della disautonomia e la resilienza di coloro che ne affrontano le complessità.

- *Caso di studio 1:* **Disautonomia post-COVID-19.** Un maratoneta di 27 anni ha avuto una lieve infezione da COVID-19. Cinque settimane dopo, iniziò a sviluppare debolezza, grave affaticamento post-sforzo, rallentamento cognitivo, mal di testa, visione offuscata e dolori muscolari generalizzati. Ha riferito anche palpitazioni, in particolare quando si alzava da una posizione seduta o sdraiata. Nonostante un esame di laboratorio insignificante, i suoi sintomi persistevano, influenzando in modo significativo la sua vita quotidiana. Nel corso del tempo, con una maggiore assunzione di liquidi e sodio, calze compressive e un programma di esercizi graduale, i suoi sintomi sono lentamente migliorati.

- *Caso di studio 2:* **Disautonomia nel diabete di tipo I.** Un paziente con diabete di tipo I scarsamente controllato ha sviluppato una grave disautonomia a seguito di un'infezione da COVID-19. L'individuo ha mostrato sintomi coerenti sia con la sindrome da tachicardia ortostatica posturale (POTS) che con l'ipotensione ortostatica, complicando la loro condizione preesistente e richiedendo un approccio sfumato alla gestione.

- *Caso di studio 3:* **Disfunzione autonomica dovuta all'esposizione a muffe tossiche.** Una donna adulta presentava disfunzione autonomica dopo l'esposizione a muffe tossiche. Le sue principali lamentele includevano estrema stanchezza, tachicardia, presincope, vertigini, ansia e debolezza alle gambe. Questo caso sottolinea la possibilità che i fattori ambientali possano innescare o esacerbare i sintomi della disautonomia.

Questi casi di studio testimoniano la complessità della disautonomia e l'importanza delle cure personalizzate. Ci ricordano che dietro ogni caso c'è un individuo con speranze, paure e il desiderio di condurre una vita non definita dalla sua condizione.

Capitolo 3

CAUSE E FATTORI DI RISCHIO

Cause Note

La disautonomia comprende un gruppo di condizioni mediche che derivano da un malfunzionamento del sistema nervoso autonomo (ANS). L'ANS controlla le funzioni involontarie del corpo, come la frequenza cardiaca, la pressione sanguigna e la digestione. Quando non funziona correttamente, può portare alla disautonomia. Le cause della disautonomia sono varie e possono essere complesse. Qui, esploreremo alcune delle cause note di questa condizione.

- **Fattori genetici:** Alcuni tipi di disautonomia, come la disautonomia familiare (FD), sono genetici e possono essere presenti fin dalla nascita. La FD colpisce principalmente le persone di origine ebraica ashkenazita e comporta sintomi come insensibilità al dolore, temperatura corporea instabile e problemi digestivi, respiratori e visivi.

- **Malattie neurologiche degenerative:** La disautonomia può verificarsi anche a seguito di malattie neurologiche degenerative come l'atrofia multisistemica (MSA) e il morbo di Parkinson, in cui le parti del sistema nervoso che controllano il sistema nervoso autonomo si deteriorano progressivamente.

- **Disturbi autoimmuni:** Condizioni come la Ganglionopatia Autonomica Autoimmune (AAG) coinvolgono il sistema immunitario che attacca erroneamente parti del sistema nervoso autonomo, portando a una diffusa disfunzione autonomica.

- **Diabete:** Il diabete a lungo termine può portare alla neuropatia autonomica diabetica, in cui alti livelli di zucchero nel sangue causano danni ai nervi che gestiscono le funzioni autonomiche.

- **Infezioni:** Alcune infezioni virali possono innescare la disautonomia danneggiando il sistema nervoso autonomo. Ad esempio, ci sono stati casi di disautonomia post-virale a seguito di infezioni come COVID-191.

- **Esposizione tossica:** L'esposizione a determinate tossine, inclusi alcol e droghe, può causare danni al sistema nervoso autonomo e provocare sintomi di disautonomia.

- **Trauma:** Traumi fisici, soprattutto alla testa o alla colonna vertebrale, possono interrompere il funzionamento del sistema nervoso autonomo e portare alla disautonomia.

- **Altre condizioni di salute:** L'accumulo anomalo di proteine nei tessuti e negli organi, come osservato nell'amiloidosi, può causare disautonomia colpendo il sistema nervoso autonomo.

Comprendere le cause della disautonomia è fondamentale per la sua diagnosi e gestione. Aiuta gli operatori sanitari a identificare potenziali fattori di rischio e a sviluppare piani di trattamento su misura per le esigenze specifiche dell'individuo. Man mano che la ricerca continua, la nostra conoscenza di queste cause si espanderà, offrendo speranza per interventi più efficaci e una migliore qualità della vita per le persone affette da disautonomia.

Fattori Genetici

I fattori genetici svolgono un ruolo fondamentale nelle cause e nei fattori di rischio della disautonomia, in particolare in determinate condizioni. La genetica può determinare la suscettibilità di un individuo allo sviluppo di disautonomia; comprendere questi fattori è fondamentale per la diagnosi e la gestione.

- **Disautonomia familiare (FD):** Una delle forme genetiche di disautonomia più ben documentate è la disautonomia familiare, nota anche come sindrome di Riley-Day o HSAN di tipo III. Questa rara malattia genetica si riscontra prevalentemente nelle persone di origine ebraica ashkenazita. È causata da mutazioni nel gene ELP1, che fornisce istruzioni per produrre una proteina essenziale per lo sviluppo e la sopravvivenza delle cellule nervose, in particolare quelle dei sistemi autonomo e sensoriale. Gli individui affetti da FD tipicamente presentano sintomi fin dall'infanzia, tra cui scarso tono muscolare, difficoltà di alimentazione e mancanza di lacrime. Invecchiando, possono verificarsi sintomi più gravi come scarso equilibrio, episodi di ipertensione e funzionalità renale compromessa.

- **Neuropatie ereditarie sensoriali e autonomiche (HSAN):** Oltre alla FD, possono essere ereditati molti altri tipi di neuropatie ereditarie sensoriali e autonomiche (HSAN). Queste condizioni sono legate a specifiche mutazioni genetiche e possono portare a vari sintomi di disfunzione autonomica.

- **Predisposizione genetica:** Sebbene la disautonomia non possa essere sempre classificata come una malattia genetica, una predisposizione genetica può comunque essere un fattore. Ad esempio, gli individui con una storia familiare di malattie autoimmuni o altre forme di disautonomia possono avere un rischio maggiore di sviluppare condizioni come la gangliopatia autonomica autoimmune (AAG).

- **Ricerca e test genetici:** La ricerca in corso continua a scoprire le basi genetiche della disautonomia. I test genetici possono essere uno strumento prezioso per diagnosticare forme ereditarie di disautonomia, guidare le decisioni terapeutiche e fornire informazioni per la pianificazione familiare.

Comprendere i fattori genetici coinvolti nella disautonomia non solo aiuta nell'approccio clinico alla condizione, ma aiuta anche i pazienti e le famiglie a comprendere gli aspetti ereditari della loro diagnosi. Questa conoscenza consente loro di prendere decisioni informate sulla propria salute e gestire la propria condizione.

Trigger Ambientali

I fattori scatenanti ambientali sono una parte significativa dell'intricata rete di fattori che contribuiscono alla disautonomia. Questi fattori scatenanti possono esacerbare i sintomi o, in alcuni casi, addirittura essere implicati nell'insorgenza della disautonomia. Comprendere questi fattori scatenanti è essenziale per gestire la condizione e migliorare i risultati dei pazienti.

- **Fatica:** Lo stress è un noto fattore scatenante che può provocare o peggiorare i sintomi della disautonomia. La risposta allo stress del corpo coinvolge il sistema nervoso autonomo. In quelli con disautonomia, questa risposta può essere esagerata o inappropriata.

- **Consumo di alcool:** L'alcol può influenzare il sistema nervoso autonomo alterando la pressione sanguigna e la frequenza cardiaca, potenzialmente innescando sintomi negli individui con disautonomia.

- **Disidratazione:** Una corretta idratazione è fondamentale per il funzionamento del sistema nervoso autonomo. La disidratazione può portare a bassa pressione sanguigna e tachicardia, problemi comuni nella disautonomia.

- **Ambienti caldi:** Il calore può causare vasodilatazione e portare a un calo della pressione sanguigna, il che può essere particolarmente difficile per chi soffre di disautonomia, poiché i loro corpi potrebbero avere difficoltà a compensare questi cambiamenti.

- **Abbigliamento stretto:** Indossare indumenti stretti, soprattutto intorno alla vita, può interferire con il flusso sanguigno e potenzialmente innescare sintomi in alcuni individui con disautonomia.

- **Uso di farmaci non medici:** L'uso di farmaci, in particolare quelli che deprimono il sistema nervoso, come le benzodiazepine o gli oppioidi, possono interrompere il normale funzionamento del sistema nervoso autonomo ed esacerbare i sintomi della disautonomia.

Riconoscere ed evitare questi fattori scatenanti ambientali può essere la chiave per gestire la disautonomia. I pazienti possono trarre beneficio da modifiche dello stile di vita che riducono al minimo l'esposizione a questi fattori scatenanti, riducendo la frequenza e la gravità dei sintomi. Gli individui con disautonomia devono essere consapevoli dei loro fattori scatenanti unici e collaborare con gli operatori sanitari per sviluppare strategie personalizzate per la gestione della loro condizione.

Capitolo 4

DIAGNOSI DI DISAUTONOMIA

Criteri Diagnostici

La diagnosi di disautonomia è un processo sfaccettato che dipende da una combinazione di valutazione clinica, anamnesi del paziente e test specialistici. A causa della diversa natura della disautonomia, i criteri diagnostici possono variare in modo significativo tra le diverse forme della condizione. Tuttavia, ci sono alcuni punti in comune nell'approccio diagnostico.

- **Valutazione clinica.** La pietra angolare della diagnosi di disautonomia è una valutazione clinica approfondita. Ciò comporta una revisione dettagliata dell'anamnesi, inclusa l'insorgenza, la durata e la tipologia dei sintomi. Un esame fisico valuterà le funzioni cardiovascolari, neurologiche e autonomiche.

- **Vitali ortostatici.** È fondamentale misurare la pressione sanguigna e la frequenza cardiaca in diverse posizioni (supino, seduto, in piedi). I cambiamenti in questi organi vitali possono indicare un'intolleranza ortostatica, una caratteristica chiave di molte condizioni disautonomiche.

- **Elettrocardiogramma (ECG).** Un ECG a 12 derivazioni viene spesso eseguito per escludere anomalie della conduzione cardiaca che potrebbero contribuire a sintomi come tachicardia o bradicardia.

- **Test del tavolo inclinabile.** L'head-up tilt table test (HUTT) è uno strumento diagnostico utilizzato per valutare come la frequenza cardiaca e la pressione sanguigna rispondono ai cambiamenti di posizione. È particolarmente utile nella diagnosi della sindrome da tachicardia posturale ortostatica (POTS) e dell'ipotensione ortostatica (OH).

- **Test di funzionalità autonoma.** Questi test valutano il funzionamento del sistema nervoso autonomo monitorando le risposte a vari stimoli, come la respirazione profonda, la manovra di Valsalva e i cambiamenti di temperatura.

- **Esclusione di altre condizioni.** È essenziale escludere altre condizioni che potrebbero causare sintomi simili, come malattie cardiache, disidratazione, disturbi endocrini e condizioni neurologiche.

- **Criteri diagnostici per forme specifiche.** Ad esempio, la POTS viene diagnosticata sulla base di un aumento prolungato della frequenza cardiaca di almeno 30 battiti al minuto entro 10 minuti dalla posizione eretta, senza un calo significativo della pressione sanguigna e sulla presenza di sintomi per almeno 3 mesi. L'OH è definita come un calo della pressione sanguigna con un cambiamento di posizione senza un aumento compensatorio della frequenza cardiaca.

Il percorso diagnostico per la disautonomia può essere complesso e richiede un approccio multidisciplinare. Aderendo a questi criteri e utilizzando una gamma di strumenti diagnostici, gli operatori sanitari possono arrivare a una diagnosi accurata e personalizzare i piani di trattamento per gestire la condizione in modo efficace.

Test e Procedure

La diagnosi di disautonomia è un passaggio fondamentale nella gestione efficace della condizione. Si tratta di una serie di test e procedure progettate per valutare il funzionamento del sistema nervoso autonomo e identificare eventuali disfunzioni. Ecco i test e le procedure chiave utilizzati nella diagnosi della disautonomia:

- **Misurazione della pressione arteriosa ortostatica.** Questo semplice test misura la pressione sanguigna e il polso in diverse posizioni (distesi, seduti e in piedi) per valutare la risposta cardiovascolare del corpo ai cambiamenti di postura.

- **Elettrocardiogramma (ECG).** Un ECG registra l'attività elettrica del cuore e può aiutare a rilevare irregolarità legate alla disautonomia.

- **Test del tavolo inclinabile.** Durante questo test, il paziente viene fissato su un tavolo che lo inclina dalla posizione sdraiata a quella in piedi per monitorare come la pressione sanguigna e la frequenza cardiaca rispondono allo stress della gravità.

- **Test di funzionalità autonoma.**Questi includono una serie di test, come la manovra di Valsalva, i test di respirazione profonda e il test della pressione del freddo, che valutano diversi aspetti della funzione autonomica.

- **Monitoraggio ambulatoriale della pressione arteriosa.** Questo test prevede l'uso di un bracciale per la pressione sanguigna per 24 ore per monitorare continuamente le variazioni della pressione sanguigna durante il giorno e la notte.

- **Test di svuotamento gastrico.** Per i pazienti che avvertono sintomi gastrointestinali, questo test misura la velocità con cui il cibo si muove attraverso lo stomaco.

- **Test del sudore.** Questi test valutano la funzione delle ghiandole sudoripare, che sono controllate dal sistema nervoso autonomo.
- **Spirometria.** La spirometria misura la funzione polmonare e può aiutare a valutare l'impatto della disautonomia sul controllo respiratorio.
- **Analisi del sangue.** Gli esami del sangue possono aiutare a escludere altre condizioni che causano sintomi simili alla disautonomia.
- **Analisi delle urine.** Questo test può rilevare anomalie nel metabolismo del corpo legate alla disautonomia.
- **Ultrasuoni.** L'imaging ecografico può essere utilizzato per esaminare la struttura e la funzione degli organi interni, compresi quelli affetti da disfunzione autonomica.

Questi test e procedure sono spesso combinati per fornire una valutazione completa del sistema nervoso autonomo. I risultati possono aiutare gli operatori sanitari a sviluppare un piano di trattamento efficace su misura per le esigenze e i sintomi specifici dell'individuo. I pazienti devono seguire le istruzioni specifiche fornite dai loro operatori sanitari prima di sottoporsi a questi test per garantire risultati accurati.

Interpretazione dei Risultati

L'interpretazione dei risultati diagnostici nella disautonomia è un processo ricco di sfumature che richiede una comprensione completa del sistema nervoso autonomo e dei suoi disturbi. Data la variabilità dei sintomi e la loro sovrapposizione con altre condizioni, gli operatori sanitari devono analizzare attentamente i risultati dei test per raggiungere una diagnosi accurata.

- **Misurazioni ortostatiche.** I cambiamenti della frequenza cardiaca e della pressione sanguigna quando si sta in piedi sono indicatori chiave della disautonomia. Ad esempio, un aumento della frequenza cardiaca superiore a 30 battiti al minuto o un calo della pressione sanguigna superiore a

20/10 mmHg suggeriscono un'intolleranza ortostatica.

- **Test del tavolo inclinabile.** Un test positivo del tavolo inclinabile, che potrebbe mostrare un drammatico aumento della frequenza cardiaca o un calo significativo della pressione sanguigna durante l'inclinazione, può confermare condizioni come POTS o ipotensione ortostatica.

- **Test di funzionalità autonoma.** Questi test misurano la risposta del corpo a vari stimoli. Risultati anormali possono indicare disautonomia, ma devono essere interpretati nel contesto dei sintomi e dell'anamnesi del paziente.

- **Esami del sangue e delle urine.** Sebbene questi test non diagnostichino direttamente la disautonomia, risultati anomali possono indicare condizioni sottostanti che possono contribuire alla disfunzione autonomica.

- **Elettrocardiogramma (ECG).** Un ECG può rivelare aritmie cardiache o problemi di conduzione che potrebbero essere correlati alla disautonomia o escludere altre cause cardiache dei sintomi del paziente.

- **Test aggiuntivi.** A seconda dei sintomi, possono essere condotti test aggiuntivi, come studi sullo svuotamento gastrico o test del sudore, per valutare aspetti specifici della funzione autonomica.

L'interpretazione dei risultati di questi test richiede un'attenta correlazione con la presentazione clinica del paziente. Per una valutazione completa è essenziale un approccio multidisciplinare, che spesso coinvolge neurologi, cardiologi e altri specialisti.

L'obiettivo è rimettere insieme i pezzi del complesso puzzle della disautonomia, garantendo che i pazienti ricevano una diagnosi accurata e un piano di gestione appropriato e su misura per le loro esigenze.

Capitolo 5

VIVERE CON DISAUTONOMIA

Vita Quotidiana e Adattamenti

Vivere con la disautonomia significa navigare in un mondo che non è progettato per l'imprevedibilità dei propri sintomi. Si tratta di trovare l'equilibrio in un corpo che ha perso il suo equilibrio. Per quelli con disautonomia, la vita quotidiana prevede una serie di adattamenti che aiutano a gestire i sintomi e a mantenere la massima normalità possibile.

- **Creare un ambiente favorevole.** Un ambiente favorevole è fondamentale. Ciò può comportare aggiustamenti a casa, come l'installazione di maniglioni in bagno per prevenire cadute durante le vertigini o l'uso di sedie ortostatiche che aiutano il passaggio dalla posizione seduta a quella in piedi.

- **Gestione della dieta e dell'idratazione.** La dieta e l'idratazione sono importanti nella gestione dei sintomi. Pasti piccoli e frequenti possono aiutare a prevenire disturbi gastrointestinali. Inoltre, un maggiore apporto di sale e un'adeguata idratazione possono migliorare il volume sanguigno e ridurre l'intolleranza ortostatica.

- **Ritmo e gestione dell'energia.** Imparare a tenere il ritmo è essenziale. Ciò significa riconoscere i limiti del corpo e pianificare le attività per evitare sforzi eccessivi. Implica anche il riposo prima che inizi la stanchezza e l'utilizzo di tecniche di risparmio energetico durante il giorno.

- **Adattamenti degli esercizi.** Sebbene l'esercizio fisico possa essere impegnativo, è importante per mantenere la salute cardiovascolare. Molti ritengono che le attività a basso impatto come il nuoto o la bicicletta reclinata siano più tollerabili. Alcuni possono anche trarre beneficio da una terapia fisica adattata alle loro esigenze.

- **Gestione dei farmaci.** Molte persone con disautonomia fanno affidamento sui farmaci per gestire i loro sintomi. Ciò richiede un'attenta tempistica e monitoraggio per garantire il sollievo più efficace con effetti collaterali minimi.

- **Meccanismi di coping.** Meccanismi di coping come la consapevolezza, la meditazione e gli esercizi di respirazione profonda possono aiutare a gestire lo stress che spesso accompagna la malattia cronica. Queste pratiche possono anche aiutare nel controllo dei sintomi, in particolare per quelli con sintomi di disautonomia legati all'ansia.

- **Abbigliamento e accessori adattivi.** Gli indumenti compressivi possono aiutare a migliorare il flusso sanguigno e ridurre sintomi come vertigini. Allo stesso modo, indossare strati può aiutare a regolare la temperatura corporea nei soggetti con disregolazione termica.

- **Navigazione nelle interazioni sociali.** Le interazioni sociali possono essere difficili, soprattutto quando i sintomi sono invisibili agli altri. Una comunicazione aperta con amici, familiari e colleghi sulla propria condizione e sui propri limiti può favorire la comprensione e il sostegno.

- **Utilizzo di dispositivi di assistenza.** Per alcuni, dispositivi di assistenza come sedie a rotelle o scooter per disabili diventano necessari per distanze più lunghe o nei giorni in cui i sintomi sono particolarmente gravi.

- **Educare gli altri.** Educare gli altri sulla disautonomia è un processo continuo. Si tratta di difendere se stessi in contesti medici, luoghi di lavoro e circoli sociali per garantire che vengano apportati aggiustamenti quando necessario.

Convivere con la disautonomia richiede resilienza e adattabilità. È un viaggio alla scoperta di sé, imparando ad ascoltare il proprio corpo e apportando gli aggiustamenti necessari per condurre una vita appagante nonostante le sfide. Attraverso questi adattamenti, gli individui con disautonomia possono trovare modi per prosperare e perseguire i propri obiettivi, un passo alla volta.

Navigare nella vita Sociale e Professionale

Convivere con la disautonomia implica non solo gestire una miriade di sintomi, ma anche affrontare le complessità della vita sociale e professionale. Questo può essere uno degli aspetti più impegnativi della condizione per molti, poiché richiede adattamento e comunicazione costanti.

- **Vita sociale.** Le interazioni sociali spesso richiedono energia e resistenza, che possono scarseggiare per chi soffre di disautonomia. È importante stabilire dei limiti ed essere onesti con amici e familiari su ciò che puoi e non puoi fare. Pianificare gli incontri sociali riposandosi in anticipo e assicurando un posto dove sedersi o sdraiarsi può rendere questi eventi più gestibili.

- **Vita professionale.** Le sfide sul posto di lavoro sono comuni per le persone con disautonomia. Sintomi come confusione mentale, affaticamento e intolleranza ortostatica possono influire sulle prestazioni e sulla frequenza. È fondamentale comprendere i propri diritti e le soluzioni disponibili, come orari di lavoro flessibili, opzioni di telelavoro e attrezzature per ufficio ergonomiche. Una comunicazione aperta con i datori di lavoro sulla tua condizione e sulle tue esigenze può portare a un ambiente di lavoro più favorevole.

- **Tutela ed educazione.** Educare chi ti circonda alla disautonomia è un processo continuo. Sostenere te stesso e gli altri affetti da questa condizione può aiutare a favorire la comprensione e creare un ambiente più inclusivo sia in ambito sociale che professionale.

- **Costruire una rete di supporto.** Avere una forte rete di supporto ha un valore inestimabile. Connettersi con altri affetti da disautonomia attraverso gruppi di supporto o comunità online può fornire conforto e consigli pratici per gestire le sfide sociali e professionali.

- **Automedicazione.** Dare priorità alla cura di sé è essenziale. Ciò include la gestione dello stress, il mantenimento di una dieta sana, il mantenimento dell'idratazione e il riposo adeguato. Le pratiche di auto-cura possono migliorare i sintomi e fornire l'energia per impegnarsi in attività sociali e professionali.

Navigare nella vita sociale e professionale con la disautonomia è un delicato equilibrio. Richiede la comprensione dei propri limiti, la comunicazione delle proprie esigenze e la promozione di soluzioni che possano aiutarti a mantenere una vita attiva e appagante nonostante le sfide delle condizioni.

Storie Personali

Il viaggio attraverso la disautonomia è profondamente personale e unico per ogni individuo. Le storie personali offrono una finestra su coloro che affrontano quotidianamente questa condizione, fornendo intuizione, empatia e comprensione. Ecco alcune narrazioni che catturano l'essenza della convivenza con la disautonomia:

- **L'esperienza di Susan:** "Sembra un ottovolante da cui non puoi mai scappare. Essere giudicato dal mondo perché sembri normale quando dentro sei tutt'altro. Le parole di Susan risuonano con molti che convivono con malattie invisibili. L'apparenza esterna della normalità smentisce la lotta interna con sintomi che fluttuano in modo imprevedibile.

- **La lotta di Beth:** Beth condivide: "Non è 'Non devi lavorare!', ma piuttosto: 'Non riesco più a sentirmi produttiva'". Questo sentimento evidenzia la frustrazione e la perdita di identità che possono derivare dall'incapacità di impegnarsi. nel lavoro o in attività che una volta portavano soddisfazione.

- **Analogia di Ariel:** "Vivere con la disautonomia è come correre a tutta velocità su un tapis roulant restando fermi con pesi di piombo legati intorno alle caviglie." Ariel cattura l'esaurimento e lo sforzo necessari per mantenere la stabilità di fronte alle sfide della disautonomia.

- **La battaglia di Arianna:** "Ti senti come se fossi bloccato in un corpo sconosciuto che fa sempre i capricci. Non puoi controllare ciò che fa il tuo corpo. Cerchi di domarlo, ma alcuni giorni sei semplicemente troppo stanco per combattere e arrenderti. Altri giorni, sei determinato a dimostrargli chi è il capo. La descrizione di Arianna illustra la battaglia quotidiana per il controllo e i vari gradi di successo nella gestione dei sintomi.

- **La paura di Alexandra:** "Stare in piedi è una possibilità 50/50 se diventerà tutto nero" per alcuni secondi. Ogni volta, lo giuro, ogni volta che ho un momento di paura, la mia vista non tornerà mai più!" Alexandra esprime la paura e l'incertezza che possono accompagnare azioni semplici come alzarsi in piedi, che, per molti con disautonomia, possono portare a pre-sincope o sincope.

Queste storie, e innumerevoli altre, sottolineano la diversità delle esperienze all'interno della comunità della disautonomia. Ci ricordano che dietro ogni diagnosi c'è una persona con speranze, paure e il coraggio di affrontare ogni giorno. Condividendo queste narrazioni, favoriamo una maggiore comprensione della disautonomia e della forza necessaria per conviverci.

Capitolo 6

GESTIONE E TRATTAMENTO

Trattamenti Attuali

La gestione della disautonomia è altamente individualizzata e si concentra sull'alleviare i sintomi e sul miglioramento della qualità della vita. Sebbene non esista una cura per la disautonomia, una combinazione di aggiustamenti dello stile di vita, farmaci e terapie di supporto può aiutare a gestire la condizione.

- **Farmaci.** I farmaci vengono spesso prescritti per affrontare i sintomi specifici della disautonomia:

- o Il fludrocortisone viene utilizzato per aumentare il volume del sangue, il che può aiutare con la pressione bassa.
- o I beta-bloccanti possono essere prescritti per regolare la frequenza cardiaca e ridurre le palpitazioni.
- o Midodrine agisce restringendo i vasi sanguigni, aiutando a mantenere un'adeguata pressione sanguigna. È importante notare che alcuni farmaci, come alcuni antidepressivi, diuretici e anfetamine, possono esacerbare i sintomi e dovrebbero essere evitati.

- **Modifiche dello stile di vita.** I cambiamenti nella dieta, come l'aumento dell'assunzione di sale, possono aiutare ad aumentare i livelli di pressione sanguigna e prevenire cali significativi quando si sta in piedi. Anche un'adeguata idratazione è fondamentale, poiché supporta il volume e la pressione del sangue. Ai pazienti può essere consigliato di dormire con la testa sollevata per ridurre l'ipertensione notturna e l'intolleranza ortostatica mattutina.

- **Terapia fisica ed esercizio fisico.** Un programma di esercizi attentamente personalizzato può migliorare la forma cardiovascolare e ridurre i sintomi. Anche la terapia fisica può essere utile, soprattutto per chi ha problemi di equilibrio o debolezza muscolare.

- **Evitare i trigger.** Identificare ed evitare i fattori scatenanti di vertigini e altri sintomi è parte integrante della gestione della disautonomia. Ciò include evitare rapidi cambiamenti di postura, posizione eretta prolungata e temperature estreme.

- **Dispositivi di supporto.** Per alcuni individui, indossare indumenti compressivi può aiutare a migliorare la circolazione e ridurre sintomi come vertigini.

- **Educazione del paziente.** Educare i pazienti sulla loro condizione e su come gestire i sintomi è una componente chiave del trattamento. Comprendere la disautonomia consente ai pazienti di prendere decisioni informate sulla loro cura e sul loro stile di vita.

L'approccio terapeutico per la disautonomia deve essere adattato alla forma specifica della condizione dell'individuo, alla sua causa e ai sintomi riscontrati. La collaborazione tra pazienti e operatori sanitari è essenziale per sviluppare un piano di gestione efficace. Potrebbero essere necessari follow-up regolari e aggiustamenti del piano di trattamento man mano che i sintomi cambiano o diventano disponibili nuovi trattamenti.

Modifiche dello Stile di Vita

Convivere con la disautonomia richiede non solo un intervento medico ma anche significative modifiche dello stile di vita per gestire i sintomi in modo efficace. Questi cambiamenti hanno lo scopo di migliorare la funzione autonomica e migliorare la qualità della vita. Ecco alcune delle modifiche dello stile di vita più raccomandate per le persone con disautonomia:

- **Idratazione e assunzione di sale.** Si consiglia spesso di aumentare l'assunzione di liquidi e sale per aumentare il volume del sangue, il che può essere particolarmente utile per chi soffre di ristagno di sangue, ipovolemia o ipotensione. Per molti si consiglia un apporto giornaliero di liquidi pari a circa due litri e da tre a cinque grammi di sale.

- **Nutrizione.** Mangiare diversi pasti più piccoli durante il giorno invece di due o tre grandi può aiutare a prevenire l'accumulo di sangue nell'addome dopo aver mangiato, il che può esacerbare i sintomi. Anche una dieta povera di carboidrati semplici e ricca di proteine magre può aiutare a stabilizzare i sintomi.

- **Attività fisica.** L'attività fisica regolare è importante ma dovrebbe essere adattata ai livelli di tolleranza dell'individuo. Gli esercizi sdraiati, il nuoto e altre attività a basso impatto sono spesso più gestibili. Si consiglia inoltre di incorporare un allenamento di forza per migliorare il tono muscolare e la circolazione.

- **Regolazione della temperatura.** Quelli con disautonomia spesso hanno difficoltà con la regolazione della temperatura. È importante evitare temperature estreme e vestirsi a strati per adattarsi alle fluttuazioni della temperatura corporea.

- **Sonno Igiene.** Mantenere un programma di sonno regolare e garantire un'adeguata qualità del sonno sono essenziali. Alcuni individui possono trarre beneficio dal dormire con la testata del letto rialzata per ridurre l'ipertensione notturna.

- **Gestione dello stress.** Praticare tecniche di gestione dello stress, come consapevolezza, meditazione ed esercizi di respirazione profonda, può aiutare a mitigare l'impatto dello stress sulla funzione autonomica.

- **Indumenti compressivi.** Indossare calze compressive o fasce addominali può aiutare a migliorare il flusso sanguigno e ridurre sintomi come vertigini e svenimenti.

- **Evitare i trigger.** Identificare ed evitare fattori scatenanti personali, come stare in piedi per lunghi periodi, disidratazione e determinati alimenti o farmaci, è fondamentale nella gestione della disautonomia.

- **Educazione e patrocinio.** Informarsi sulla disautonomia e sostenere gli adattamenti necessari in vari contesti può consentire alle persone di prendere il controllo della propria condizione.

L'implementazione di queste modifiche allo stile di vita può essere un processo graduale e gli individui devono lavorare a stretto contatto con i propri operatori sanitari per determinare le migliori strategie per le loro esigenze specifiche. Attraverso tentativi ed errori, i pazienti possono trovare la combinazione di cambiamenti che meglio li aiuta a gestire i sintomi e a mantenere una vita attiva e appagante.

Strategie di Coping

Affrontare la disautonomia comporta una combinazione di trattamenti medici, aggiustamenti dello stile di vita e meccanismi di coping personali per gestire i sintomi e mantenere la qualità della vita. Ecco alcune strategie che le persone con disautonomia hanno trovato utili:

- **Indumenti compressivi.** Indossare calze o maniche compressive può aiutare a migliorare la circolazione sanguigna e ridurre sintomi come vertigini e svenimenti.

- **Elevazione della testata del letto.** Alzare la testata del letto può ridurre l'ipertensione notturna e l'intolleranza ortostatica mattutina, migliorare la qualità del sonno e ridurre i sintomi mattutini.

- **Esercizio regolare sotto guida medica.** Impegnarsi in esercizi regolari e a basso impatto come il nuoto o la bicicletta reclinata può migliorare la salute cardiovascolare e ridurre i sintomi. È importante consultare un operatore sanitario per personalizzare un programma di esercizi in base alle proprie esigenze.

- **Dieta ad alto contenuto di sale.** Aumentare l'assunzione di sale può aiutare ad aumentare i livelli di pressione sanguigna, a vantaggio di chi soffre di ipotensione. Questo dovrebbe essere fatto sotto controllo medico per garantire che sia sicuro per la tua salute.

- **Idratazione adeguata.** Bere molta acqua è essenziale per mantenere il volume del sangue e prevenire la disidratazione, che può esacerbare i sintomi della disautonomia.

- **Leganti addominali.** L'uso di leganti addominali può fornire un supporto extra ai muscoli addominali e migliorare il flusso sanguigno, aiutando a gestire i sintomi dell'intolleranza ortostatica.

- **Pasti frequenti e più piccoli.** Mangiare pasti più piccoli e più frequenti può prevenire l'accumulo di sangue nell'addome dopo aver mangiato, che può scatenare i sintomi.

- **Evitare calore o vapore.** Mantenere la calma è importante, poiché il caldo può esacerbare i sintomi. È consigliabile evitare docce calde, saune e luce solare diretta per periodi prolungati.

- **Consapevolezza e gestione dello stress.** Pratiche come la meditazione, gli esercizi di respirazione profonda e lo yoga possono aiutare a gestire lo stress emotivo e fisico che spesso accompagna le malattie croniche.

- **Consulenza nutrizionale.** Consultare un nutrizionista può aiutare ad affrontare i problemi dietetici e garantire l'assunzione dei nutrienti necessari per sostenere la salute fisica.

- **Sbocchi creativi.** Impegnarsi nell'arte o nella musicoterapia può fornire sollievo emotivo e un senso di realizzazione, che è vitale per il benessere generale.

- **Umorismo e risate.** Trovare gioia nell'umorismo e nelle risate può essere un potente meccanismo di coping, fornendo una fuga temporanea dalle sfide della convivenza con la disautonomia.

- **Supporto sociale.** Mantenere una forte rete di supporto, inclusi amici, familiari e gruppi di supporto, può fornire supporto emotivo e consigli pratici per gestire la vita quotidiana con disautonomia.

Queste strategie di coping possono essere personalizzate per adattarsi ai sintomi e allo stile di vita di ciascun individuo. È importante lavorare a stretto contatto con gli operatori sanitari per sviluppare un piano di gestione completo che includa questi meccanismi di coping. Ricorda, ciò che funziona per una persona potrebbe non funzionare per un'altra, quindi si tratta di trovare la giusta combinazione di strategie che funzionino per te.

Capitolo 7

IL FUTURO DELLA DISAUTONOMIA

Ricerca in Corso

Il futuro della ricerca sulla disautonomia si mostra promettente, con numerosi studi in corso volti a svelare le complessità di questa condizione e a migliorare i risultati dei pazienti. Qui esploreremo le attuali direzioni di ricerca e le loro potenziali implicazioni per le persone con disautonomia.

- **Ricerca genetica.** I progressi nella ricerca genetica stanno fornendo nuove informazioni su condizioni come la disautonomia familiare (FD). Gli scienziati stanno esplorando strategie terapeutiche per correggere lo splicing ELP1 nella FD, che potrebbe portare a progressi significativi nel trattamento.

- **Funzione autonoma.** I ricercatori stanno esaminando la relazione tra la funzione autonomica e altri processi fisiologici. Ad esempio, gli studi sulla neurodegenerazione, sul microbioma intestinale e sul deterioramento metabolico stanno facendo luce su come questi fattori possano influenzare la disautonomia.

- **Test clinici.** Gli studi clinici stanno testando nuovi trattamenti, come gli oligonucleotidi antisenso, che possono potenzialmente trattare la FD a livello genetico. Inoltre, gli studi stanno cercando modi migliori per gestire le crisi autonomiche a casa, che potrebbero migliorare significativamente la qualità della vita dei pazienti.

- **Innovazioni tecnologiche.** L'uso della telemedicina e delle visite virtuali sta diventando sempre più diffuso, offrendo ai pazienti con disautonomia un maggiore accesso alle cure specialistiche. Questo approccio è particolarmente vantaggioso per coloro che hanno difficoltà a viaggiare a causa dei loro sintomi.

- **Ricerca centrata sul paziente.** Vi è una crescente enfasi sulla ricerca centrata sul paziente, compresi sondaggi e studi incentrati sull'esperienza e sulla qualità della vita del paziente. Questo tipo di ricerca è cruciale per lo sviluppo di trattamenti che affrontino le sfide del mondo reale affrontate da chi soffre di disautonomia.

- **Riflesso baroriflesso e cognizione.** Alcuni studi stanno studiando il legame tra la funzione baroriflessa cardiovagale e i processi cognitivi in condizioni come la sindrome da tachicardia posturale ortostatica (POTS), che potrebbe portare a terapie più mirate.

- **Prove di farmaci.** Sono in corso sperimentazioni su farmaci come la Droxidopa per la POTS e la sincope vasovagale, con l'obiettivo di trovare interventi farmacologici più efficaci per la gestione dei sintomi.

La ricerca in corso sulla disautonomia è varia e sfaccettata, riflettendo la complessità della condizione stessa. Man mano che la nostra comprensione della disautonomia si approfondisce, c'è speranza per trattamenti più efficaci, migliori strumenti diagnostici e una migliore qualità di vita per le persone colpite. L'impegno di ricercatori, medici e pazienti nel far progredire la nostra conoscenza sulla disautonomia è una testimonianza dei progressi che possono essere raggiunti attraverso sforzi dedicati e collaborazione.

Potenziali Trattamenti Futuri

Il panorama del trattamento della disautonomia si sta evolvendo, con la ricerca in corso che apre la strada a terapie nuove e innovative. Ecco alcuni potenziali trattamenti futuri attualmente in fase di studio:

- **Terapie genetiche.** I ricercatori stanno studiando tecniche di terapia genica che potrebbero correggere le mutazioni genetiche alla fonte per condizioni come la disautonomia familiare.

- **Agenti neuroprotettivi.** Gli studi stanno esaminando farmaci che potrebbero proteggere le cellule nervose dai danni, rallentando potenzialmente la progressione delle forme neurodegenerative di disautonomia.

- **Immunoterapie.** Nei casi in cui la disautonomia è collegata a risposte autoimmuni, le immunoterapie che modulano il sistema immunitario possono offrire nuove strade terapeutiche.

- **Ricerca sulle cellule staminali.** La terapia con cellule staminali è un'area di ricerca promettente che un giorno potrebbe essere utilizzata per riparare o sostituire le cellule nervose danneggiate in condizioni disautonomiche.

- **Supplementi dietetici.** Sebbene non siano una cura, integratori come l'acido alfa-lipoico vengono studiati per il loro potenziale di migliorare il funzionamento dei nervi autonomi.

- **Tecniche mente-corpo.** Tecniche basate sulla mente come la meditazione e la consapevolezza vengono esplorate per la loro capacità di promuovere il rilassamento e gestire la risposta del corpo allo stress, il che può essere utile per i pazienti con disautonomia.

- **Progressi tecnologici.** La tecnologia indossabile e altri dispositivi che monitorano i segni vitali e forniscono feedback in tempo reale possono aiutare i pazienti a gestire meglio i propri sintomi.

Mentre la ricerca continua, questi potenziali trattamenti offrono speranza per una migliore gestione della disautonomia. Sebbene alcuni di questi trattamenti siano ancora in fase sperimentale, rappresentano l'avanguardia di quelle che potrebbero diventare le cure standard in futuro. Sia i pazienti che gli operatori sanitari attendono con ansia il giorno in cui questi trattamenti passeranno dal regno delle possibilità alla pratica clinica quotidiana.

Risorse e Supporto

Mentre guardiamo al futuro della disautonomia, le risorse e i sistemi di supporto sono cruciali per dare potere ai pazienti e alle loro famiglie. Ecco alcune preziose risorse che forniscono informazioni, assistenza e supporto comunitario per le persone affette da disautonomia:

- **Il Progetto Disautonomia.** Questa organizzazione offre numerose risorse, inclusi materiali didattici, un elenco di condizioni comuni coesistenti e un elenco di fornitori di servizi medici esperti nel trattamento della disautonomia.

- **Rete di supporto alla disautonomia.** La rete di supporto per la disautonomia è dedicata ad aiutare i pazienti a diventare consapevoli e ad auto-difendersi. Offrono risorse per pazienti di nuova diagnosi, suggerimenti per il miglioramento della qualità della vita e connessioni con la comunità.

- **Disautonomia Internazionale.** Dysautonomia International fornisce informazioni su risorse finanziarie, assistenza per il ticket sulle prescrizioni, assistenza abitativa e nutrizionale e borse di studio per studenti con disabilità.

- **Manuali e dispense.** La rete di supporto della disautonomia fornisce manuali su come prosperare con la tecnologia assistiva, su come orientarsi nell'istruzione dalla scuola primaria e secondaria fino all'università e sulla gestione degli alloggi sul posto di lavoro e dell'occupazione con la disautonomia.

- **Comunità in linea.** Esistono numerosi gruppi Facebook privati in cui le persone con disautonomia possono condividere esperienze, chiedere consigli e trovare supporto da altri che comprendono le loro sfide.

- **Altre organizzazioni pertinenti.** Organizzazioni come The Ehlers-Danlos Society e The Mast Cell Disease Society offrono risorse e supporto per condizioni che spesso coesistono con la disautonomia.

Queste risorse sono solo un punto di partenza. Man mano che la ricerca avanza e la consapevolezza cresce, il supporto disponibile per le persone con disautonomia continuerà ad espandersi. I pazienti e gli operatori sanitari devono rimanere informati e connessi alla comunità della disautonomia per le informazioni più recenti e le opzioni di supporto.

CONCLUSIONE

In questo libro abbiamo esaminato in modo approfondito la disautonomia, una condizione medica che colpisce il sistema nervoso autonomo e presenta diverse difficoltà per chi ne soffre. Abbiamo discusso i vari tipi di disautonomia, la loro prevalenza, i dati demografici e i sintomi che vanno da lievi a gravi. Abbiamo anche esplorato i criteri diagnostici, i test e le procedure per identificare e comprendere questa complessa condizione.

Nella gestione della disautonomia, abbiamo evidenziato l'importanza di piani di trattamento personalizzati, che includono farmaci, modifiche dello stile di vita e strategie di coping. Questi approcci mirano ad alleviare i sintomi e migliorare la qualità della vita delle persone che affrontano questa condizione. Abbiamo anche esaminato la ricerca in corso e i potenziali trattamenti futuri che offrono speranza per progressi nella comprensione e nella gestione della disautonomia.

Il supporto e le risorse sono vitali per fornire istruzione, comunità e sostegno ai pazienti e agli operatori sanitari. Le storie personali condivise in questo libro servono come potenti testimonianze della resilienza e del coraggio di coloro che vivono con la disautonomia.

In conclusione, è importante ricordare che, sebbene la disautonomia possa porre sfide significative, un insieme crescente di conoscenze e risorse è dedicato al miglioramento della vita delle persone colpite. Con la continua ricerca, patrocinio e supporto, il futuro per le persone con disautonomia sembra promettente.

Il viaggio per gestire la disautonomia è impegnativo; tuttavia, la forza incrollabile e la determinazione della comunità continuano a ispirare progressi verso una migliore comprensione e gestione di questa condizione.

Parole di Incoraggiamento

Per tutti coloro che vivono con disautonomia, il tuo viaggio è di immenso coraggio e resilienza. Ricorda, non sei solo in questo. C'è una comunità e un mondo di risorse per supportarti. Mantieni la speranza mentre la ricerca svela continuamente nuove possibilità di trattamento e gestione.

La tua forza è un'ispirazione; ogni piccolo passo avanti è una testimonianza della tua perseveranza. Continua a difendere la tua salute, rimani connesso e non perdere mai di vista i giorni più luminosi che verranno. Sei più forte di quanto pensi; la tua storia è una storia di trionfo e determinazione. Sii forte, resta fiducioso e continua ad andare avanti, un giorno alla volta.

APPENDICE

Glossario di Termini

Nel contesto della disautonomia e della sua gestione, ecco un glossario di termini che possono essere utili per comprendere la condizione e il contenuto discusso in questo libro:

Sistema Nervoso Autonomo (SNA): La parte del sistema nervoso che controlla le funzioni corporee involontarie, come la frequenza cardiaca, la pressione sanguigna, la digestione e la regolazione della temperatura.

Disautonomia: Un gruppo di condizioni che si verificano quando il sistema nervoso autonomo non funziona correttamente, causando vari sintomi e influenzando più sistemi del corpo.

Intolleranza ortostatica: Condizione in cui il passaggio dalla posizione sdraiata alla posizione eretta provoca un aumento anormalmente elevato della frequenza cardiaca, un calo della pressione sanguigna o entrambi.

Sindrome da tachicardia posturale ortostatica (POTS): Una forma di disautonomia caratterizzata da un aumento significativo della frequenza cardiaca quando ci si alza in piedi.

Ipotensione ortostatica (OH): Una forma di disautonomia in cui alzarsi in piedi provoca una significativa diminuzione della pressione sanguigna, portando a sintomi come vertigini o svenimenti.

Sincope vasovagale (VVS): Una causa comune di svenimento che si verifica quando il corpo reagisce in modo eccessivo a determinati fattori scatenanti, come stress o dolore.

Disautonomia familiare (FD): Una rara forma genetica di disautonomia che colpisce principalmente gli individui di origine ebraica ashkenazita.

Atrofia multisistemica (MSA): Una malattia neurodegenerativa progressiva che colpisce, tra gli altri sistemi, il sistema nervoso autonomo.

Barioriflesso: Un meccanismo riflesso che aiuta a mantenere stabile la pressione sanguigna regolando la frequenza cardiaca e la tensione dei vasi sanguigni.

Test del tavolo inclinabile: Una procedura diagnostica utilizzata per valutare come il SNA risponde ai cambiamenti di posizione e gravità.

Percorsi efferenti: Nervi che trasportano segnali dal sistema nervoso centrale al corpo, istruendolo ad agire.

Vie afferenti: Nervi che trasportano le informazioni sensoriali dal corpo al sistema nervoso centrale.

Sincope neurocardiogena: Una forma comune di svenimento che si verifica quando la frequenza cardiaca e la pressione sanguigna diminuiscono improvvisamente, con conseguente riduzione del flusso sanguigno al cervello.

Ulteriori Letture

Per coloro che sono interessati ad approfondire l'argomento della disautonomia, ecco alcune risorse consigliate per ulteriori letture:

- **Panoramica della Cleveland Clinic sulla disautonomia:** Questa risorsa completa copre sintomi, tipi, trattamento e molto altro sulla disautonomia.

- **L'osmosi è disautonomia:** Offre informazioni dettagliate su cause, segni, sintomi, diagnosi e altro, con particolare attenzione alla formazione medica.

- **Pagina Disautonomia dell'American Brain Foundation:** Condivide approfondimenti sulla condizione, evidenziando storie personali e l'impatto della disautonomia sulla vita degli individui.

Riferimenti

1. Goldstein, DS (2013). Disautonomia nella malattia di Parkinson. Fisiologia completa, 3(2), 805-826.

2. Mathias, CJ e Bannister, R. (a cura di). (2013). Insufficienza autonomica: un libro di testo sui disturbi clinici del sistema nervoso autonomo. La stampa dell'università di Oxford.

3. Goodman, BP (2018). Valutazione della sindrome da tachicardia posturale (POTS). Neuroscienze autonome, 215, 12-19.

4. Shibao, C., & Biaggioni, I. (2010). Ipotensione ortostatica e rischio cardiovascolare. Ipertensione, 56(6), 1042-1044.

5. Low, P.A. e Singer, W. (2008). Gestione dell'ipotensione ortostatica neurogena: un aggiornamento. The Lancet Neurology, 7(5), 451-458.

www.ingramcontent.com/pod-product-compliance
Lightning Source LLC
Chambersburg PA
CBHW050043260726
48658CB00005B/1743